I0427931

VEGAN
GESUND UND FIT DURCH VEGANE ERNÄHRUNG

Auflage 2015 Juli
ISBN-13: 978-1514726938
ISBN-10: 1514726939

Copyright © 2015 Mira Brand

Webseite www.mira-brand.de
Email: mira@mira-brand.de
Infos zu Impressum:
Mira Brand
c/o Autoren.Services
Zerrespfad 9
53332 Bornheim
Gestaltung : Martin Müller
Bilder: spinster cardigan Photography

Newsletter Eintrag für Neuerscheinungen,
bitte per Email Anfrage an:
newsletter@mira-brand.de

MIRA BRAND

VEGAN
GESUND UND FIT DURCH VEGANE ERNÄHRUNG

Inhaltsverzeichnis

Vorwort

Vielen Dank, dass du "VEGAN - GESUND UND FIT DURCH VEGANE ERNÄHRUNG" erworben hast. Dieses Buch gewährt dir eine Einführung in die vegane Ernährung. Du erfährst, was eine vegane Ernährung ausmacht, seit wann sich Menschen schon vegan ernähren und welche Gründe sie dazu veranlasst haben, tierische Produkte aus ihrem Leben zu streichen. Vielleicht findest du auch deine eigene Motivation darin wieder.

Ein ganzes Kapitel widmet sich den gesundheitlichen Vorteilen, von denen du als Veganer profitieren wirst. Weiterhin findest du eine Liste unverzichtbarer Nährstoffe, auf die du als Veganer in deiner Ernährung besonders achten musst, sowie Tipps für eine abwechslungsreiche und ausgewogene vegane Ernährung. Und wusstest du schon, was sekundäre Pflanzenstoffe sind und was sie in deinem Körper bewirken können?

Außerdem erfährst du in diesem Buch, dass auch Sportler vegan leben können. Du findest Hinweise dazu, wie du mit der richtigen Ernährung deine sportliche Leistungsfähigkeit bewahren oder sogar steigern kannst.

Als kleines Extra hilft dir ein Einkaufsratgeber dabei, im Supermarkt die richtigen Produkte auszuwählen. Und am Schluss des Buches kannst du ein wenig mehr über vegane Kosmetik erfahren, und direkt mit den enthaltenen, veganen Rezepten in deinen neuen Lebensweg starten.

Einleitung

Begriffserklärung

Vegane Ernährung liegt in der westlichen Welt voll im Trend. Schauspieler, Sportler oder Musiker bekennen sich öffentlich zum Veganismus und auch im täglichen Leben begegnet uns immer wieder das Wort *vegan*. Doch was bedeutet es überhaupt? Was macht eine vegane Ernährung aus?

Der Begriff *vegan* wurde von dem Gründer der Vegan Society, Donald Watson eingeführt. Er leitete ihn aus dem Wort *vegetarian* (engl. für *Vegetarier*) ab, indem er dessen Anfangs- und Endsilbe zusammenführte: **vege**tari**an** wurde zu *vegan*. Im Gegensatz zu Vegetariern, die neben pflanzlicher Nahrung auch tierische Produkte zu sich nehmen, für die ein Tier nicht getötet werden muss, wie zum Beispiel Eier oder Milcherzeugnisse, meiden Veganer jegliche Lebensmittel tierischen Ursprungs. Viele vegan lebende Menschen verzichten auf tierische Produkte nicht nur bei der Ernährung, sondern in allen Lebensbereichen. Sie tragen keine Kleidung aus Leder, Wolle oder Seide und keinen Schmuck aus Horn, Knochen oder Elfenbein. Außerdem verwenden sie keine Kosmetik mit tierischen Inhaltsstoffen wie etwa Bienenwachs oder solche, die zuvor an Tieren getestet wurden. Manche Veganer lehnen auch die Haltung von Haustieren oder den Reitsport ab.

Geschichte des Veganismus

Der Veganismus ist eine Weiterentwicklung des Vegetarismus. Dieser entstand in Indien und unabhängig davon auch im Mittelmeerraum der Antike und war meist aus religiös oder philosophisch motiviert.

Zu Beginn des 19. Jahrhunderts entstanden vor allem im angelsächsischen Raum erste Vereine von Vegetariern, im Jahr 1847 wurde dann die Vegetarian Society gegründet. In Deutschland gilt Gustav Struve als wichtigster Begründer der vegetarischen Bewegung. Sein Werk *Pflanzenkost - die Grundlage einer neuen Weltanschauung* hatte einen starken Einfluss auf die neue Bewegung. Zum Ende des 19. Jahrhunderts erfuhr die vegetarische Bewegung einen starken Zulauf. Zahlreiche Vereinigungen entstanden, von denen einige teilweise noch heute bestehen. Mitglieder der Lebensreformbewegung gründeten im Jahr 1893 in Oranienburg bei Berlin die erste vegetarische Siedlung Deutschlands die unter dem Namen "Eden Gemeinnützige Obstbau-Siedlung eG" noch heute existiert.

Derzeit leben in Deutschland nach Angaben des Vegetarierbundes Deutschland e.V. etwa 7,8 Millionen Vegetarier und 900.000 Veganer.

Beweggründe für einen veganen Lebensstil

Es gibt sehr unterschiedliche Motivationen die dazu führen, dass Menschen sich für eine vegetarische oder vegane Lebensweise entscheiden. Viele Veganer wollen das Leid der Tiere verhindern und setzen sich vermehrt für Tierrechte ein. Ein wichtiges Argument ist auch, dass viele Tiere die Fleisch für die menschliche Nahrung liefern, oft sehr intelligente Lebewesen mit komplexem Sozialverhalten sind. Dies trifft zum Beispiel auf Schweine oder Kühe, aber auch auf Hühner, Puten und Fische zu. Viele Veganer möchten nicht über die Tiere herrschen, sondern betrachten sie als gleichgestellte Lebewesen, die genau wie Menschen ein Recht auf Leben haben.

Die heutzutage übliche industrielle Produktion von Fleisch und anderen tierischen Produkten können viele Veganer mit ihrem Gewissen nicht vereinbaren und wollen sich nicht länger an der Ausbeutung der Tiere beteiligen. Die Massentierhaltung von Nutztieren auf engstem Raum führt zu Infektionskrankheiten die, oftmals prophylaktisch, mit Antibiotika bekämpft werden. Dadurch entstehen resistente Keime, die auch auf den Menschen übertragbar sein können.

Ein weiteres Argument von Veganern für ihren Lebensstil ist ein möglicher positiver Einfluss auf die Welternährungslage, sowie die Versorgung aller Menschen mit Wasser. Für die Erzeugung rein pflanzlicher Nahrung werden nämlich weit weniger Ressourcen benötigt als für die Fleischproduktion. Über 90 % der Weltsojaernte und 50 % der Getreide- und Maiserträge gehen in die Produktion tierischer Produkte. Wenn die Nachfrage nach Fleisch, Milch und Eiern sinken würde, könnten diese Flächen genutzt werden um pflanzliche Nahrungsmittel für Menschen zu produzieren. Mit den Sojabohnen, die auf einem Hektar Ackerfläche geerntet werden, kann man 5000 Menschen ernähren. Verfüttert man diese jedoch an Tiere, können von deren Fleisch nur noch 191 Menschen satt werden, denn für die Erzeugung von einem Kilogramm Fleisch werden 16 Kilogramm Getreide benötigt. Eine weitere kleine Rechnung beweist, dass ein veganer Lebensstil den Welthunger lindern kann: Wenn man die gesamte landwirtschaftlich nutzbare Fläche der Erde nimmt und auf die Weltbevölkerung aufteilen würde, stünden jedem Menschen 2.700 m² zu, um seine Nahrung zu erzeugen. Dies wäre mehr als ausreichend für einen Veganer, dessen Lebensmittel auf nur 700 m² angebaut werden können, ein Gemischtköstler benötigt dagegen viel mehr, nämlich 13.000 m².

Fakt ist außerdem, dass eine vegetarische oder vegane Lebensweise das Klima schont. Die globale landwirtschaftliche Tierhaltung setzt mehr

Treibhausgase frei, als der gesamte Straßenverkehr der Erde, dabei entstehen vor allem Methan, aber auch Kohlenstoffdioxid und Distickstoffmonoxid, auch als Lachgas bekannt. Besonders die letztgenannte Substanz hat verheerende Auswirkungen auf das Klima, da es zum Abbau der Ozonschicht beiträgt. Würden in Europa nur noch halb so viel Fleisch, Milch und Eier verzehrt wie bisher, könnte die Freisetzung von CO_2 und Lachgas um 40 % gesenkt werden. Es ist also offensichtlich, dass die Ernährung des Menschen einen großen Einfluss auf die zukünftige Entwicklung unseres Klimas hat.

Zudem vertreten einige Veganer die Ansicht, dass die Verwendung von Milchprodukten als Lebensmittel unnatürlich für den Menschen ist, da es sich um die Muttermilch eines anderen, noch dazu artfremden Lebewesens handelt. Mehr als die Hälfte der erwachsenen Bevölkerung ist zudem laktoseintolerant, kann also den Milchzucker Laktose nicht verdauen, vor allem Menschen aus Asien, Afrika und Südamerika sind davon betroffen, da Kuh-, Schaf- oder Ziegenmilch kein Bestandteil der dort vorherrschenden, traditionellen Ernährung ist. Säuglinge jedweder Herkunft besitzen diese Fähigkeit noch, verlieren sie jedoch nach dem Abstillen.

Und nicht zuletzt sind viele Menschen der Meinung, dass eine vegetarische, vegane oder zumindest fleischarme Ernährung eine positive Auswirkung auf die eigene

Gesundheit hat. Um dieses Thema soll es in den nächsten Kapiteln gehen.

Einfluss der Ernährung auf die menschliche Gesundheit

"Du bist, was du isst" wusste schon der Philosoph Ludwig Feuerbach, der im 19. Jahrhundert lebte. Diese Aussage hat bis heute nach wie vor Bedeutung. Was wir essen beeinflusst unsere physische und psychische Gesundheit erheblich. Eine unausgewogene Ernährung kann zu Krankheiten wie Diabetes, Adipositas oder Herz-Kreislauf-Erkrankungen führen. Daher ist es besonders wichtig, sich bewusst zu ernähren, egal ob man nun auf tierische Produkte verzichten möchte oder nicht. Generell gilt aber, dass ein zu starker Fleischkonsum nicht gesund ist. Wer viel Fleisch isst, nimmt zu viel ungesättigte Fette und Energie zu sich, was zu Übergewicht führen kann. Außerdem scheint ein übermäßiger Verzehr von Fleisch sich auf die Entwicklung einiger Krebsarten auszuwirken und lässt bereits vorhandene Tumore schneller wachsen. Fleisch enthält viel Eisen, welches die Bildung von Sauerstoffradikalen fördert und so zu oxidativen Zellschäden führen kann. Bei der Zubereitung von Fleisch (besonders beim Grillen oder starken Anbraten) können bestimmte Substanzen entstehen, die sich im Tierversuch als karzinogen erwiesen haben.

Pflanzliche Lebensmittel sollten daher eine große Rolle in der Zusammenstellung unserer Nahrung bilden. Jeder kennt die klassische Nahrungspyramide der Deutschen Gesellschaft für Ernährung. Diese empfiehlt eine Ernährung aus 43 % Obst und Gemüse, 30 % Lebensmittel die langkettige Kohlenhydrate enthalten (Brot, Reis, Nudeln), 18 % Milchprodukte, 7 % tierische Proteine und 2 % Ölen und Fetten. Aus dieser Empfehlung ist ersichtlich, dass etwa 75 % unserer Nahrung aus pflanzlichen Produkten bestehen sollte. Ein hoher Anteil an Obst und Gemüse versorgt uns mit wertvollen Substanzen, deren positiver Einfluss auf unsere Gesundheit bewiesen ist. Das sind Vitamine, Mineralstoffe, Ballaststoffe und sekundäre Pflanzenstoffe. Beispiele für letztere sind Polyphenole, Carotinoide, Polysaccharide, Phenolsäuren, Saponine, Phytosterine, Flavonoide, Phytohormone, Sulfide, Phytin, Protease-Inhibitoren, Terpene oder Anthocyane. Pflanzen bilden diese Stoffe um Krankheitserreger und Schädlinge abzuwehren, sich vor der UV-Strahlung zu schützen oder um Bestäuber oder Nützlinge anzulocken. Im menschlichen Organismus dagegen haben diese Substanzen eine positive Wirkung, da sie antioxidative Wirkung haben, das Immunsystem stärken, Bakterien abtöten, Entzündungen hemmen oder die Entstehung von Krebs verhindern können. Eine ausgewogene Ernährung mit einem hohen Anteil an Gemüse und Obst trägt also entscheidend zur Vorbeugung von Krankheiten bei.

Zahlreiche Studien beschäftigen sich mit der Frage, wie gesund eine rein vegetarische oder vegane Ernährung wirklich ist. Viele Menschen sind der Meinung dass es nicht gesund oder sogar unnatürlich ist, sich ausschließlich von pflanzlichen Lebensmitteln zu ernähren. Stimmt das? Oder bringt eine vegane Lebensweise sogar Vorteile mit sich?

Wie bereits erwähnt, scheint ein hoher Fleischkonsum zahlreiche gesundheitliche Nachteile mit sich zu bringen. Hinzu kommen auch noch die vielen Lebensmittelskandale der vergangenen Jahre: BSE, Vogelgrippe, Gammelfleisch, Pferdelasagne, Dioxin. Veganer sind davon nicht betroffen.

Veganer haben oft einen niedrigeren Body-Mass-Index (BMI) und erkranken seltener an sogenannten Zivilisationskrankheiten wie Diabetes oder Herz-Kreislauferkrankungen. Andererseits ist der Einfluss der Ernährung allein oft schwierig herauszufinden, da Vegetarier und Veganer allgemein einen gesünderen Lebensstil zu pflegen scheinen: Im Durchschnitt gesehen treiben sie häufiger Sport, rauchen seltener, trinken weniger Alkohol und konsumieren weniger Genussmittel als Gemischtköstler.

Eine großangelegte Studie der ADA (American Diet Associetation) ergab, dass Vegetarier und Veganer weniger gesättigte Fette, Cholesterin und tierisches Protein und dafür mehr Kohlenhydrate, Ballaststoffe und

Mineralstoffe zu sich nehmen. Dies führt zu einem geringeren Risiko für Darmerkrankungen, Gallensteine oder Rheuma. Oft haben Veganer einen geringeren Cholesterinspiegel. Gemeinsam mit dem durchschnittlich selteneren Übergewicht sinkt so die Wahrscheinlichkeit für Krankheiten die das Herz oder die Blutgefäße betreffen (Schlaganfall, Herzinfarkt, Bluthochdruck). Auch das Immunsystem scheint bei Veganer besser zu arbeiten. Nach Meinung der ADA ist eine gut geplante vegetarische oder vegane Ernährung für Menschen in allen Lebensphasen geeignet. Dies schließt auch Kinder, schwangere und stillende Frauen und alte Menschen ein.

Eine Langzeitstudie des Deutschen Krebsforschungszentrums beobachtete über 20 Jahre lang den Zusammenhang zwischen Ernährungsweise und Sterblichkeit bei gesundheitsbewusst lebenden Menschen. 1900 Menschen nahmen an der Studie teil, 1200 von ihnen waren Vegetarier. Im Vergleich zur deutschen Allgemeinbevölkerung hatten die Studienteilnehmer seltener Übergewicht und waren häufiger Nichtraucher. Auch die teilnehmenden Gemischtköstler aßen weniger Fleisch und mehr Obst und Gemüse als der Durchschnitts-deutsche. Nach 20 Jahren zeigte sich, dass die Teilnehmer der Studie eine geringere Sterberate hatten als die Allgemeinbevölkerung. Innerhalb der Gruppe war die Mortalitätsrate gleich, jedoch hatten die Vegetarier ein 30 % niedrigeres Herzinfarktrisiko. Je mehr Fisch und

Fleisch verzehrt wurde, umso höher war die Wahrscheinlichkeit, an einer Herzerkrankung zu sterben.

Über zwanzig Jahre hinweg nahmen 11.000 Teilnehmer an der Oxford Vegetarian Study teil. 4.700 der Probanden lebten vegetarisch oder vegan. Vor allem die Wahrscheinlichkeit für Herz-Kreislauf-Erkrankungen und ernährungsbedingte Krebsarten sollte untersucht werden. Da die meisten Studienteilnehmer gesundheitsbewusst lebende Menschen waren, wiesen sie eine verminderte Sterblichkeitsrate von 50 % gegenüber der Bevölkerung von England und Wales auf. Je weniger tierische Produkte verzehrt wurden, desto geringer war der Cholesterinspiegel der Teilnehmer. Aus den Ergebnissen schlussfolgerten die Forscher, dass lebenslange Vegetarier ein 24 % und Veganer ein 57 % niedrigeres Risiko für eine kardiovaskuläre Erkrankung haben.

Die Medizinische Hochschule Hannover untersuchte den Zusammenhang zwischen Zahn- und Zahnfleischgesundheit und vegetarischer Ernährung. Die vegetarisch lebenden Teilnehmer schnitten dabei deutlich besser ab: Sie litten seltener unter Parodontose und hatten meist eine bessere Mundhygiene.

Ob eine vegetarische oder vegane Ernährungsweise vorbeugende Wirkung gegenüber einer Demenzerkrankung hat, ist noch nicht eindeutig bewiesen. Das Thema war bereits Gegenstand einiger

Untersuchungen, die Ergebnisse widersprechen aber teilweise einander. Es ist allerdings davon auszugehen, dass eine Ernährung die reich an Antioxidantien und einfach oder mehrfach ungesättigten Fettsäuren ist, das Demenzrisiko senkt. Eine gut geplante vegane Ernährung erfüllt diese Bedingungen. Da ein Mangel an Vitamin B12 allerdings das Gegenteil bewirkt, ist unbedingt auf eine ausreichende Zufuhr dieses Nährstoffs zu achten. Wie das geht, erfährst du im nächsten Kapitel.

Für eine Ernährungsumstellung ist es nie zu spät. Menschen, die bereits an Diabetes oder Rheuma erkrankt sind, können von einer veganen Ernährung profitieren. Einer Studie von Barnard et al. (2006) zufolge verbessert eine fettarme rein pflanzliche Diät die Blutwerte von Patienten mit Typ-2-Diabetes erheblich.

Die Ergebnisse etlicher Studien weisen eindeutig darauf hin, dass ein hoher Fleischkonsum zu einer Reihe von sogenannten Zivilisationskrankheiten führen kann, während eine fleischarme oder sogar rein pflanzliche Kost, wenn sie denn gut geplant und ausgewogen ist, vor bestimmten Krankheiten und Leiden schützen kann. Wer viel Obst und Gemüse zu sich nimmt, bleibt nicht nur lange gesund, sondern kann ebenso seine Lebenserwartung steigern.

Auf welche Nährstoffe muss ich besonders achten?

Jeder Mensch ist verschieden und das ist auch bei der Ernährung nicht anders. Der individuelle Nährstoffbedarf hängt nicht nur vom Alter und von der Lebensweise eines jeden ab, sondern wird auch erheblich durch genetisch festgelegte Faktoren beeinflusst. Die Verstoffwechselung der Nahrung ist also bei jedem ein bisschen anders. Woran genau das liegt und welche Gene dabei eine Rolle spielen ist eine hochkomplexe Frage mit der sich die moderne Ernährungswissenschaft auseinandersetzt.

Wenn du beschließt dich von nun an vegan zu ernähren reicht es nicht, einfach alle tierischen Produkte wegzulassen und ansonsten so weiter zu essen wie bisher. Gerade Veganer müssen genau darauf achten was sie essen, denn sonst drohen massive Mangelerscheinungen.

Doch keine Sorge, eine gut geplante und ausgewogene vegane Ernährung versorgt dich mit allen wichtigen Stoffen, die dein Körper braucht, ohne dass du irgendwelche Vitaminpillen oder Mineralstofftabletten einnehmen musst. Ausgenommen davon ist das Vitamin B12. Es sind nur wenige Nährstoffe die sich hauptsächlich in tierischen Produkten finden und bei denen du darauf achten musst, sie in ausreichender Menge zu dir zu nehmen. Das ist kein Problem, du musst nur wissen, welche Nahrungsmittel sie enthalten:

Calcium (800 mg/Tag)

Calcium ist ein wichtiger Bestandteil unserer Zähne und Knochen und verleiht ihnen Festigkeit. Wenn sich zu wenig Calcium in unserem Organismus befindet, droht Osteoporose.

Gemischtköstler und Vegetarier nehmen Calcium hauptsächlich über Milchprodukte auf, benötigen aber mindestens 1000 mg am Tag. Veganer benötigen weniger Calcium pro Tag (mindestens 500 mg), da sie kaum schwefelhaltige Aminosäuren zu sich nehmen, die vor allem in Fisch, Fleisch oder Eiern enthalten sind und die Ausscheidung von Calcium fördern. Es gibt weitere Substanzen die eine ähnliche Wirkung haben, wie z.B. Oxalate (in Rhabarber und Spinat), Natrium, Phytate (in Vollkornprodukten, Sesam, Soja, Erdnüssen) oder Proteine (auch pflanzliche).

Eine gute Versorgung mit Vitamin D führt zu einer besseren Verwertung des in der Nahrung enthaltenen Calciums. Da Veganer meist weniger Proteine zu sich nehmen als Gemischtköstler, wirkt sich dies anscheinend positiv auf die Calciumbilanz aus. Gute pflanzliche Calciumquellen sind dunkelgrüne Gemüse (Brokkoli,

Grünkohl, Fenchel), Mandeln und Haselnüsse. Der Calciumgehalt in Pflanzen kann grob nach folgender Faustregel bestimmt werden: Blätter > Stiele/Stängel > Wurzeln > Samen. Wer dazu noch calciumreiches Mineralwasser mit einem niedrigen Natriumanteil trinkt, befindet sich auf der sicheren Seite.

Eisen (14 mg/Tag)

Entgegen der landläufigen Meinung kommt Eisenmangel bei Veganern nicht häufiger vor als bei Gemischtköstlern. Zwar liegt ihr Eisenspeicher meist im unteren Normbereich, dies kann aber durchaus von Vorteil sein: Viel im Körper gespeichertes Eisen begünstigt möglicherweise die Entstehung von Typ-2-Diabetes, Darmkrebs und Herz-Kreislauf-Erkrankungen. Dennoch ist eine ausreichende Eisenaufnahme gesundheitlich bedeutsam, denn Eisen ist wichtig für den Sauerstofftransport im Blut, für die Immunabwehr und die Bildung von Hormonen.

In der Nahrung kommt zweiwertiges und dreiwertiges Eisen vor. Ersteres ist vor allem in Fleisch und Wurst enthalten und kann vom Körper leichter verwertet werden als dreiwertiges Eisen aus pflanzlichen Produkten. Darum müssen Veganer etwas mehr Eisen zu sich nehmen, um ihren Tagesbedarf zu decken.

Folgende pflanzliche Lebensmittel enthalten viel Eisen: Vollgetreide, Getreideflocken, Hülsenfrüchte, Ölsamen, Nüsse, Gemüse (v.a. grüne Gemüse wie Fenchel, Feldsalat oder Zucchini) und Trockenfrüchte. Die Eisenaufnahme wird durch gleichzeitigen Verzehr von Vitamin C, Zitronensäuren und Fruktose verbessert. Ein Glas Orangensaft oder Zitronenwasser zum Essen oder rohe Paprika im Salat hilft deinem Körper das in der Nahrung enthaltene dreiwertige Eisen besser aufnehmen und verwerten zu können. Kaffee und schwarzen oder grünen Tee solltest du nicht direkt zum Essen trinken, weil die enthaltenen Tannine die Eisenaufnahme vermindern.

Jod (200 µg)

Jod ist ein essentielles Spurenelement, das elementarer Bestandteil der Schilddrüsenhormone ist, welches die Bildung von Proteinen steuert und somit unverzichtbar für das Gewebewachstum ist. Auch die Entwicklung des Gehirns, der Knochen und die Verstoffwechselung von Kohlenhydraten, Fetten und Proteinen werden von den Schilddrüsenhormonen beeinflusst. Eine Über- oder Unterfunktion der Schilddrüse hat große Auswirkungen auf den Grundumsatz des Körpers.

Für Veganer eignen sich am besten jodiertes Speisesalz oder verschiedene Algenarten, um den Bedarf an Jod zu decken. Auch Champignons, Brokkoli, Erdnüsse und

Kürbiskerne enthalten Jod, allerdings in sehr geringen Mengen.

Omega-3- und Omega -6-Fettsäuren

Zu den Omega-3- bzw. Omega-6-Fettsäuren zählen verschiedene mehrfach ungesättigte Fettsäuren. Sie unterscheiden sich in ihrem molekularen Aufbau und ihrer Funktion im Körper. Im Gegensatz zu den gesättigten Fettsäuren besitzen sie mehrere Doppelbindungen in ihrer chemischen Struktur. Sie sind essentiell für uns und müssen über die Nahrung aufgenommen werden, da der menschliche Organismus sie nicht selbst synthetisieren kann. Dazu gehören vor allem die Alpha-Linolensäure (Omega 3) und die Linolsäure (Omega 6).

Grundsätzlich nehmen Veganer weniger "schlechte", also gesättigte Fette zu sich, da diese vor allem in tierischen Produkten enthalten sind. Durch einen niedrigeren Cholesterinspiegel haben sie ein geringeres Risiko für Herz-Kreislauf-Erkrankungen. Da in pflanzlicher Nahrung jedoch Omega-6-Fettsäuren wesentlich häufiger als Omega-3-Fettsäuren vorkommen, nehmen Veganer einen zu hohen Anteil an Linolsäure und zu wenig Alpha-Linolensäure zu sich. Ein Mangel an letzterer erhöht das Risiko für Herz-Kreislauf-Erkrankungen, vor allem wenn gleichzeitig zu viele Omega-6-Fettsäuren aufgenommen werden. Weiterhin kann ein Mangel an Omega-3-Fettsäuren zu entzündlichen Erkrankungen und neurologischen Störungen (ADHS, Alzheimer, Schizophrenie, Depressionen) führen. Daher solltest du nicht nur darauf achten, wenig gesättigte oder künstlich gehärtete Fette zu dir zu nehmen, sondern auf eine ausreichende Zufuhr von Omega-3-Fettsäuren achten. Diese befinden sich zum Beispiel in Leinsamen oder Walnüssen. Auch ein Löffel Lein-, Raps- oder Hanfsamenöl kann den täglichen Bedarf an Alpha-Linolsäure decken, dieses darf aber nicht erhitzt werden. Gleichzeitig sollten Öle mit einem hohen Anteil an Omega-6-Fettsäuren nicht nur in der veganen Ernährung nur zurückhaltend eingesetzt werden. Dazu gehören Speiseöle aus Distel, Weizenkeimen, Sonnenblumenkernen, Soja oder Sesam.

Die Deutsche Gesellschaft für Ernährung empfiehlt, dass Jugendliche und Erwachsene ihren täglichen Energiebedarf zu 30 % mit Fetten decken sollten. Davon sollten 2,5 % Linolsäure (ca. 6 - 8 g) und 0,5 % Alpha-Linolensäure (ca. 1,5 g) sein. Das Verhältnis der beiden essentiellen Fettsäuren zueinander sollte bei 5:1 oder weniger liegen. Schwangere oder stillende Veganerinnen haben einen erhöhten Bedarf an essentiellen Fettsäuren, darum wird eine zusätzliche Einnahme von Nahrungsergänzungsmitteln empfohlen.

Proteine

Die Aufgabe der Proteine ist vor allem der Aufbau von Körpergewebe. Sie sind komplexe chemische Verbindungen und ihrerseits wiederum aus einzelnen Aminosäuren zusammengesetzt. Zwanzig verschiedene dieser Aminosäuren werden vom menschlichen Organismus benötigt und mindestens neun davon können vom Körper nicht selbst produziert werden, darum nennt man sie auch *essentielle* Aminosäuren.

Viele Menschen sind der Ansicht, dass Proteine nur in tierischen Nahrungsmitteln vorkommen und dass Veganer deswegen zu wenig Eiweiß aufnehmen würden. Doch eigentlich enthalten beinahe alle Lebensmittel Proteine, sogar Schokolade! Einen Mangel riskiert man vor allem dann, wenn man sich äußerst einseitig ernährt oder insgesamt zu wenig isst. Eiweißreiche Lebensmittel sind Getreide, Hülsenfrüchte, Ölsamen, Sojaprodukte wie Tofu oder Tempeh und Seitan. Manche dieser Produkte enthalten sogar mehr Eiweiß als Fleisch. Doch zu viel Protein ist auch nicht gut, da dies zu einer erhöhten Ausscheidung von Calcium führt.

Pflanzliche Produkte haben oftmals eine geringere biologische Wertigkeit als Lebensmittel tierischen Ursprungs. Die biologische Wertigkeit besagt, wie hoch die Übereinstimmung der Aminosäurezusammensetzung eines Lebensmittels mit dem Bedarf des menschlichen Organismus ist. Einzig Soja besitzt ähnliche biologische

Wertigkeit wie Fleisch. Um dem Körper alle essentiellen Aminosäuren zuzuführen, reicht es, wenn man über den Tag verschiedene proteinhaltige Lebensmittel zu sich nimmt.

Die Vitamine B2 (1,4 mg) und B12 (2,5 µg)

Vitamin B2 ist auch unter dem Namen Riboflavin bekannt. Es ist zwar hitzestabil aber lichtempfindlich, darum sollten Lebensmittel möglichst dunkel gelagert werden.

Riboflavin ist im Körper daran beteiligt, aus den mit der Nahrung zugeführten Nährstoffen Energie zu gewinnen. Auch für das Immunsystem, das Wachstum, die Embryonalentwicklung und den Schutz von Nervenzellen ist das Vitamin B2 zuständig.

Da Vitamin B2 vor allem in den Randschichten des Getreidekorns zu finden ist, sind Vollkornprodukte eine wichtige Quelle für eine ausreichende Versorgung mit Riboflavin. Auch Kürbiskerne, Sojaprodukte, Hülsenfrüchte, Kohlarten und Mandeln enthalten viel Vitamin B2.

Der wahrscheinlich kritischste Nährstoff in der veganen Ernährung ist das Vitamin B 12. Dieses wird ausschließlich von Mikroorganismen (z.B. Bakterien) gebildet, die im Darm von Tieren leben und kommt daher nur in tierischen Produkten vor. Wer sich rein pflanzlich ernährt, kann durchaus Mangelerscheinungen riskieren. Der menschliche Körper kann zwar ausreichend Vitamin B12 für etwa 3 – 5 Jahre speichern, doch dieses Vitamin ist essentiell für die Bildung des Blutes und der Nervenzellen, eine Unterversorgung kann die Entstehung von Herz-Kreislauf-Erkrankungen, Atherosklerose und Alzheimer begünstigen.

Während Ovo-Lacto-Vegetarier ihren Bedarf durch den Verzehr von Milchprodukten und Eiern decken können, sind Veganer auf Nahrungsergänzungsmittel und mit Vitamin B12 angereicherten Produkten (z.B. Sojamilch), angewiesen. Eine Supplementierung ist durchaus angeraten, am besten lässt man sich von seinem Arzt oder in der Apotheke beraten. Vitamin-B12-Supplemente sind übrigens vegan, da das Vitamin von Bakterien im Labor hergestellt wird. Wer vegan lebt, sollte seinen Vitamin-B12-Spiegel mindestens einmal jährlich kontrollieren lassen.

Vitamin D (20 µg)

Vitamin D ist besonders für das Immunsystem, den Knochenbau und die Calciumverwertung wichtig. Es hat die Eigenschaft, einer hormonähnlichen Wirkung, da es in verschiedenen Geweben aktiv ist. Unverzichtbar ist Vitamin D bei der Aufnahme von Calcium aus der Nahrung und der Aufrechterhaltung der

Calciumkonzentration im Blut. Bei zu geringer Konzentration setzt aktives Vitamin D Calcium aus den Knochen frei. Weiterhin reguliert es die Bildung bestimmter weißer Blutkörperchen und wird von der Bauchspeicheldrüse zur Ausschüttung von Insulin benötigt. Die Versorgung mit Vitamin D hat nach neuesten Erkenntnissen auch Einfluss auf die Entstehung verschiedener Krankheiten. Wer auf eine optimale Vitamin-D-Zufuhr achtet, senkt sein Risiko für Herz-Kreislauf-Erkrankungen, verschiedene Krebsarten, Bluthochdruck, Autoimmunerkrankungen, chronische Darmentzündungen, Multiple Sklerose, Diabetes und Demenzerkrankungen.

Im Sommer ist die Versorgung mit Vitamin D meist kein Problem, da der Körper es bei ausreichender Sonneneinstrahlung (UV-B) selbst herstellen kann. Dazu reichen schon 15 - 30 Minuten Aufenthalt im Sonnenlicht. Im Winter jedoch ändert sich der Einfallswinkel der Sonneneinstrahlung, so dass fast die gesamte UV-B-Strahlung von der Atmosphäre gefiltert wird. Außerdem halten wir uns im Winter häufiger drinnen auf und tragen lange Kleidung, die beinah den gesamten Körper bedeckt. In dieser Zeit erreicht ein großer Teil der deutschen Bevölkerung die empfohlene Vitamin-D-Zufuhr nicht. Das trifft auf Vegetarier und ganz besonders auf Veganer zu. Vitamin D kommt nämlich, außer in Pilzen, in der Nahrung nur in verschwindend geringen Mengen vor. Daher sollten vor allem Veganer auf mit Vitamin D angereicherte

Nahrungsmittel wie Margarine oder auf Supplemente zurückgreifen. In der Apotheke oder der Drogerie findet man Vitamin D2 (Ergocalciferol)und Vitamin D3 (Cholecalciferol). Letzteres ist oft tierischen Ursprungs (Fisch, Schafwolle, Rinderhirn) während Vitamin D2 meist von bestrahlter Hefe stammt. Da jedoch eine ausreichende Versorgung mit dieser Substanz für den Knochenaufbau und die Calciumversorgung essentiell ist und ein Mangel böse Folgen haben kann (besonders für vegan ernährte Kinder oder Stillbabys veganer Mütter), sollte man damit nicht leichtsinnig umgehen. Wer sehr viel Wert auf vegane Nahrungsergänzungsmittel legt, sollte sich beim Hersteller oder in der Apotheke informieren, welche Produkte den eigenen Anforderungen entsprechen.

Zink (10mg)

Zink ist der mengenmäßig bedeutsamste Mikronährstoff im menschlichen Körper. Zink ist Bestandteil von vielen Enzymen und an vielen Stoffwechselprozessen im Körper beteiligt. Das sind vor allem Zellwachstum und -teilung, Wundheilung, Fruchtbarkeit, die Geschmackswahrnehmung, das Immunsystem, der Protein- und Fettstoffwechsel und das Sehen.

Veganer scheinen einen etwas niedrigeren Zinkgehalt im Blut zu haben als Gemischtköstler. Ob dies von Nachteil ist oder nicht, konnte bisher nicht nachgewiesen werden.

Meist trifft dies auf Veganer zu, die sich sehr kalorienarm ernähren und vor allem Obst, Gemüse und Salat zu sich nehmen. Diese Nahrungsmittel enthalten nämlich so gut wie kein Zink. Bessere Zinkquellen sind Vollkornprodukte, Samen und Nüsse. Calcium und die in Getreide und Hülsenfrüchte enthaltenen Phytate hemmen die Zinkaufnahmen. Diese können jedoch durch Gärungs- und Fermentierungsprozesse, Einweichen oder Keimung abgebaut werden, so dass Sauerteigbrote oder Tempeh (fermentierte Sojabohnen), Sprossen und Keime ebenfalls gute Zinklieferanten darstellen.

Du siehst also, wer sich vegan ernährt ist nicht automatisch gesund. Wenn man jeden Tag nur Salat isst, dann ist das zwar vegan, kann jedoch in keinem Fall als ausgewogene Ernährung bezeichnet werden und schwere Mangelerscheinungen mit sich bringen. Wenn du jedoch deine Ernährung gut planst, für Abwechslung auf deinem Teller sorgst und kritische Nährstoffe wie Vitamin B12 gegebenenfalls in Tablettenform zu dir nimmst, wird es deinem Körper an nichts fehlen und du wirst dich gesund und fit fühlen. Eine gute Richtlinie sind die sogenannten "High Five", fünf Lebensmittelgruppen, aus denen du dein Essen beliebig zusammenstellen kannst: Gemüse, Obst, Getreide, Sojaprodukte sowie Nüsse und Samen. Wenn du die gesamte Vielfalt der möglichen Nahrungsmittel nutzt, kann eigentlich nichts mehr schiefgehen.

Wenn du dir unsicher bist oder dich schlapp fühlst, dann solltest du unbedingt deinen Hausarzt konsultieren um einen möglichen Nährstoffmangel ausfindig zu machen.

Für die Ernährung von Kindern, Senioren, Sportler sowie schwangeren oder stillenden Frauen gelten andere Richtlinien. Die Deutsche Gesellschaft für Ernährung rät von einer ausschließlich veganen Ernährung in der Schwangerschaft, Stillzeit und im gesamten Kindesalter sogar ausdrücklich ab. Es gibt auch andere Meinungen zu diesem Thema, über das man sich zunächst ausführlich informieren sollte, bevor man möglicherweise schwere Mangelerscheinungen oder irreversible Gesundheitsschäden riskiert.

Sekundäre Pflanzenstoffe

In diesem Kapitel werden wir noch einmal genauer auf die bereits erwähnten sekundären Pflanzenstoffe eingehen, welchen Gesundheitswert sie haben und in welchen Obst- und Gemüsearten sie zu finden sind.

Bisher wurden etwa 100.000 verschiedene sekundäre Pflanzenstoffe entdeckt, von denen etwa 5.000 bis 10.000 in Pflanzen vorkommen, die der menschlichen Ernährung dienen. Lange Zeit wurden sie als unbedeutend oder sogar gesundheitsschädlich abgetan, die Qualitätsbeurteilung von pflanzlichen Nahrungsmitteln erfolgte vor allem nach ihrem Gehalt an Kohlehydraten, Fetten, Eiweißen, Mineralstoffen und Vitaminen. Erst seit den 1970er Jahren rückte die Bedeutung von Sekundärmetaboliten immer mehr in den Vordergrund. Sie kommen in Pflanzen nur in geringer Konzentration vor und haben keinerlei sättigende Wirkung, doch wird ihnen ein positiver Einfluss auf die menschliche Gesundheit zugeschrieben. Gemischtköstler nehmen täglich nur etwa 1,5 g dieser Stoffe zu sich, Vegetarier und Veganer etwas mehr. Auch in den Medien werden die sekundären Pflanzenstoffe zunehmend thematisiert. Doch worum genau handelt es sich bei diesen Substanzen?

Der Unterschied zwischen primären und sekundären Pflanzenstoffen ist, dass erstere lebensnotwendig, letztere aber entbehrlich für die Pflanze sind. Ein sekundärer Pflanzenstoff ist zum Beispiel Chlorophyll. Es wird nur in den grünen Pflanzenteilen produziert, ist jedoch für das Überleben der Pflanze essentiell, denn ohne Chlorophyll ist keine Photosynthese möglich. Nur bestimmte Zelltypen synthetisieren diese Sekundärmetabolite, als Ausgangsstoffe dienen häufig Produkte des anabolen (aufbauenden) oder katabolen (abbauenden) Metabolismus, vor allem Carbonsäuren, Kohlehydrate und Aminosäuren.

Anhand ihrer Molekülstruktur und ihrer Funktion innerhalb der Pflanze werden sie in verschiedene Klassen unterteilt: Polyphenole, Carotinoide, Phytoöstrogene, Glucosinolate, Sulfide, Saponine, Monoterpene, Protease-Inhibitoren, Phytosterine und Lektine. Allerdings sind nicht alle sekundären Pflanzenstoffe gesundheitsfördernd, nicht wenige dieser Stoffe haben sogar eine toxische Wirkung. Dies wären zum Beispiel Nicotin, Atropin (das Gift der Tollkirsche), Diterpenoide (in Eibenarten vorkommende Gifte) oder die Alkaloide des Schlafmohns. Einige dieser Stoffe können jedoch pharmakologisch genutzt werden. Im folgenden Text sollen einige dieser Stoffgruppen näher betrachtet werden.

Die **Polyphenole** zählen wohl zu den interessantesten Sekundärmetaboliten, ihre Wirkung auf den menschlichen Organismus war Gegenstand vielfacher Untersuchungen. Sie werden in die Untergruppen **Flavonoide** und **Phenolsäuren** eingeteilt. Flavonoide sind als Farbstoff in fast allen Pflanzen für die rote, blaue, gelbe oder violette Färbung von Pflanzenteilen, Blüten und Früchten verantwortlich. Sie sind in verschiedenen Obstarten (Äpfel, Pflaumen, Kirschen, Beerenobst) sowie Zwiebeln, Grünkohl, Auberginen, Soja und Tee enthalten. Zu den Flavonoiden zählen auch die Proanthocyane, die am häufigsten in der Nahrung vorkommen und vor allem in Äpfeln, Tee, Nüssen, Schokolade (Kakao), Beeren und Rotwein in hoher Konzentration vorliegen. Phenolsäuren hingegen sind oft für den bitteren Geschmack einiger Lebensmittel verantwortlich und kommen in Kaffee, Getreide, Weißwein und Nüssen vor.

Die vielfältige positive Wirkung von zahlreichen Polyphenolen wurde in-vitro und im Tierversuch belegt. In Weintrauben enthaltende Polyphenole beugen Karies vor, da sie eine antibakterielle Wirkung haben. Einige wirken antioxidativ, entzündungshemmend und krebsvorbeugend, andere verlangsamen die Fettablagerung in Blutgefäßen, senken den Blutdruck, regulieren den Blutzucker und beeinflussen das Immunsystem. Ergebnisse von Versuchen mit Zellkulturen und Tieren weisen auf eine positive Wirkung verschiedener Flavonoide auf kognitive Fähigkeiten hin, bisher gibt es aber noch keine gesicherten Erkenntnisse.

Carotinoide zählen zu den Terpenen und bezeichnen eine Reihe von Farbstoffen die eine gelbe bis rötliche Färbung hervorrufen. Derzeit sind etwa 700 verschiedene Carotinoide bekannt. Sie kommen nicht nur in Pflanzen, sondern auch in Bakterien, Schnecken, den Federn von Vögeln und im Eigelb vor. Tiere können diese Farbstoffe allerdings nicht selbst synthetisieren sondern nehmen sie über pflanzliche Nahrung auf.

Die Carotinoide werden in zwei Untergruppen aufgeteilt: Sauerstofffreie Carotine, die vor allem in roten, gelben oder orangenen Gemüse- und Obstarten (Möhren, Paprika, Tomaten, Kürbis, Aprikosen) enthalten sind und sauerstoffhaltige Xanthophylle, die überwiegend in grünem Blattgemüse (Wirsing, Grünkohl, Spinat, Feldsalat) zu finden sind. Im Gegensatz zu den hitzestabilen Carotinen zerfallen die Xanthophylle beim Erhitzen.

Einige Studien kommen zu dem Schluss, dass Carotinoide krebsvorbeugend wirken und besonders zur Primär- und Sekundärprävention von Brustkrebs bedeutend sind. Die wichtigsten Carotinoide sind α-Carotin, β-Carotin (auch Provitamin A), Lycopin, β-Cryptoxanthinm Lutein und Zeaxanthin. Diese haben meist antioxidantive Wirkung, wodurch sie Erkrankungen wie Krebs, Arteriosklerose, Parkinson, Rheuma und Alzheimer vorbeugen sollen. Besonders die gesundheitsfördernde Wirkung von Lycopin, das in hoher Konzentration in Tomaten, Hagebutten und

Wassermelonen vorkommt, wurde bewiesen. Eine tägliche Aufnahme von Lycopin beugt möglicherweise Herz-Kreislauf-Erkrankungen, Diabetes, Osteoporose und Unfruchtbarkeit vor, oder kann bereits vorhandene Symptome mildern.

Die **Phytoöstrogene** verdanken ihren Namen ihrer strukturellen Ähnlichkeit zu den Östrogenen. Sie können dadurch an die gleichen Rezeptoren binden wie das menschliche Hormon Östrogen, was ihnen eine ähnliche oder auch entgegengesetzte Wirkung verleiht. Phytoöstrogene kommen vor allem in Soja, Leinsamen, Klee und Getreide vor. In geringer Konzentration sind sie auch in Obst und Gemüse, Hopfen, Tee und Salbei enthalten.

Die Wirkung der Phytoöstrogene wird, gerade im Bezug auf Soja kontrovers diskutiert. Besonders die in Soja und Leinsamen enthaltenen Lignane scheinen das Brustkrebsrisiko zu senken und auch eine präventive Wirkung in Bezug auf einige andere Krebsarten zu haben. Positive Einflüsse auf die Knochendichte und auf Herz-Kreislauf-Erkrankungen werden vermutet, sind aber noch nicht eindeutig bewiesen. Außerdem werden Phytoöstrogene zur Linderung von Beschwerden in den Wechseljahren verwendet.

Sojaprodukte sind, wie bereits erwähnt wurde, für Veganer eine wertvolle Quelle für Eiweiß, Vitamin B2 und Calcium und werden oft in großer Menge verzehrt.

Es wird vermutet, dass eine hohe Aufnahme von Phytoöstrogenen zu Unfruchtbarkeit oder auch Brust- oder Gebärmutterkrebs führt, sowie die Funktion der Schilddrüse beeinträchtigen kann. Aufgrund ihrer hormonellen Wirkung sollten Kleinkinder keine Sojaprodukte essen.

Die in Hopfen enthaltenen Phytoöstrogene führen möglicherweise zu einer Vergrößerung der Brustdrüsen (Gynäkomastie) bei übermäßigem Biergenuss. Doch auch bei Biertrinkern gelegentlich vorkommendes Übergewicht führt zu der sogenannten falschen Gynäkomastie, so dass ein eindeutiger Zusammenhang nicht sicher ist.

Glucosinolate oder auch Senföle kommen fast ausschließlich in Kreuzblütlern vor und verleihen Senf, Meerrettich, Radieschen, Kresse und Kohl den typischen scharfen oder leicht bitteren Geschmack. Es handelt sich dabei um schwefel- und stickstoffhaltige, aus Aminosäuren synthetisierte Verbindungen. Ihnen wird eine antikanzerogene und antimikrobielle Wirkung nachgesagt. Sie scheinen vor Dickdarmkrebs und anderen Tumoren, besonders im Verdauungstrakt zu schützen. Das Glucosinolat Indol-3-Carbinol hat eine phytoöstrogene Wirkung und beugt hormonabhängigen Krebsarten wie Brust- oder Prostatakrebs vor. Weitere Verbindungen dieser Stoffklasse zeigen antibiotische Wirkung gegen humanpathogene Keime wie *E. coli* oder

Candida-Arten oder hemmen möglicherweise die Vermehrung von Influenza-Viren

Glucosinolate sind nicht hitzestabil, ihr Gehalt reduziert sich in Kohlgemüsen beim Erhitzen um etwa 35 - 60 %. Bei der Herstellung von Sauerkraut werden alle im Weißkohl enthaltenen Glucosinolate innerhalb von zwei Wochen abgebaut.

Sulfide sind schwefelhaltige Verbindungen, die vor allem in Zwiebelgewächsen, wie Schnittlauch, Knoblauch, Zwiebeln, Porree oder Bärlauch vorkommen und ihnen den typischen scharfen, zwiebeligen Geschmack und Geruch geben. Es wird angenommen, dass sie antikanzerogene, antimikrobielle, antioxidative und entzündungshemmende Wirkungen haben, den Blutdruck senken, das Immunsystem stärken, die Verdauung anregen und den Cholesterinspiegel senken können. Die Auswertung von acht verschiedenen Studien kam zu dem Ergebnis, dass Menschen die mehr als eine Portion Zwiebeln und Knoblauch am Tag verzehren, ein bis zu 88 % verringertes Krebsrisiko haben.

Bei den **Monoterpenen** handelt es sich vor allem um Duft- und Aromastoffe und Bestandteile ätherischer Öle, wie sie zum Beispiel in Kräutern, verschiedenen Obstarten oder Kümmel zu finden sind. Sie wirken krebsvorbeugend und senken den Cholesterinspiegel.

Protease-Inhibitoren sind Polypeptide, die proteinspaltende Enzyme hemmen. Sie können vom

Körper auch selbst gebildet werden, werden aber auch beim Verzehr von Kartoffeln, Hülsenfrüchten oder Getreide in den Körper aufgenommen. Sie senken den Blutzuckerspiegel, binden freie Radikale und beugen Krebs vor.

Saponine sind Bitterstoffe und kommen vor allem in Hülsenfrüchten vor. Besonders reich an Saponinen sind Kichererbsen und Sojabohnen, aber auch Hafer, Kartoffeln, Erbsen, Rote Beete, Tomaten und Spargel. Sie wirken antibiotisch und fungizid. Im Tierversuch konnte eine antikanzerogene Wirkung von Saponinen nachgewiesen werden. Weiterhin sind sie entzündungshemmend, harntreibend und scheinen Cholesterin an sich binden zu können und so den Cholesterinspiegel zu senken. Lakritze enthält das Saponin Glycyrrhizin, welches eine blutdruckerhöhende Wirkung hat. Darum sollte man nicht zu viel Lakritze auf einmal essen.

Phytosterine haben in Pflanzenzellen die gleiche Aufgabe wie das Cholesterin im menschlichen Körper. Sie verhindern die Absorption von Cholesterin im Darm und senken dadurch den Cholesterinspiegel. Phytosterine kommen vor allem in fettreichen Lebensmitteln wie Kürbiskernen, Sonnenblumenkernen, Soja, Weizenkeimen und Sesam vor. Im Handel werden auch viele mit Phytosterinen angereicherte Lebensmittel angeboten, die eine Senkung des Cholesterins versprechen.

Sekundäre Pflanzenstoffe kommen in großer Vielfalt vor und sind Bestandteil unserer Nahrung. Ihre Wirkung ist oftmals noch nicht eindeutig bewiesen, vor allem zu den Saponinen, Monoterpenen und Sulfiden liegen bisher erst wenige Untersuchungen vor. Oft wird vermutet, dass Obst, Gemüse und Getreide aus kontrolliert ökologischem Anbau einen höheren Anteil an sekundären Pflanzenstoffen enthält. Eine niedrigere Stickstoffdüngung kann bei Äpfeln zu erhöhtem Polyphenolgehalt führen. Der Einsatz von Fungiziden im Erdbeeranbau senkt den Gehalt an sekundären Pflanzenstoffen und wirkt sich negativ auf das Aroma aus. Salat aus Freilandanbau enthält drei- bis fünfmal mehr Flavonoide als Salat, der im Gewächshaus angebaut wurde. Viel größer sind die Unterschiede jedoch innerhalb der Sorten verschiedener Obst- und Gemüsearten. Produkte aus konventionellem Anbau haben deshalb einen genauso hohen Gesundheitswert wie Obst und Gemüse aus dem Bioladen.

Der Anteil an sekundären Pflanzenstoffen ist in frischen Produkten wesentlich höher, als in Konserven, Konzentraten oder anderweitig weiterverarbeiteten Lebensmitteln. Da sich diese gesundheitsfördernden Stoffe oft im äußeren Gewebe der Pflanze befinden sollte man Obst und Gemüse wenn möglich mitsamt der Schale verzehren und Vollkornprodukten den Vorzug geben. Manche Sekundärmetabolite sind hitzestabil, andere werden beim Erhitzen abgebaut. Einige, wie zum Beispiel die Carotinoide sind fett löslich, so dass sie durch Zugabe von Ölen oder Fetten besser vom Körper aufgenommen werden können. Dies sollte bei der Zubereitung bedacht werden.

Sekundäre Pflanzenstoffe sind am gesündesten, wenn sie in ihrer ursprünglichen Form, also durch den Verzehr von Pflanzen, in den Körper gelangen. Auch wenn es auf den ersten Blick gut erscheint, in Nahrungsergänzungsmitteln isolierte sekundäre Pflanzenstoffe zu sich zu nehmen, können diese mehr Schaden als Nutzen anrichten. So kann zum Beispiel in Tablettenform eingenommenes β-Carotin bei Rauchern zu einem erhöhten Krebsrisiko führen. Auch die Gefahren einer Überdosierung bestimmter Stoffe sind bisher noch nicht bekannt, darum solltest du nicht zu angereicherten Lebensmitteln oder Fertigprodukten greifen, sondern auf Obst und Gemüse in seiner Reinform setzen.

Alternativen zu Fleisch, Käse und Milchprodukten

Die Lebensmittelindustrie hat in den letzten Jahren zunehmend Vegetarier und Veganer als potentielle Kunden ins Visier genommen. Da immer mehr Menschen ganz oder teilweise auf Fleisch verzichten, bietet sich hier ein großer Markt. Selbst in den Discountern gibt es mittlerweile Tofuwürstchen, veganes Gyros und pflanzliche Schnitzel. Solche Ersatzprodukte bestehen meist aus Soja, Weizeneiweiß oder Lupinen. Doch wie gesund sind diese Alternativen wirklich? Können sie Bestandteil einer ausgewogenen veganen Ernährung sein?

Fast alle Veganer haben bis zu einem bestimmten Zeitpunkt in ihrem Leben Fleisch gegessen und sind noch immer darauf konditioniert. Auch wenn du es vielleicht nur ungern zugibst, ein gebratenes Hähnchen oder ein frittierter Fisch riecht einfach lecker. Wem es so geht, der findet im Supermarkt oder Bioladen mittlerweile eine pflanzliche Version von fast jedem Fleischgericht, selbst vegane Tintenfischringe kann man kaufen.

Mit einer gesunden Ernährung oder Nähe zur Natur haben diese Produkte jedoch wenig gemeinsam. Für ihre Erzeugung ist zwar kein Tier gestorben und es wurden wahrscheinlich auch weniger Ressourcen verbraucht. Sie enthalten kein Cholesterin und haben eine bessere Wasser- und Klimabilanz als das Original.

Gerade für Neuvegetarier oder Veganer können Fleischersatzprodukte die Umstellung auf die neue Ernährungsweise erleichtern. Und wenn man einmal einfach keine Zeit zum Kochen hat, helfen vegane Fertigprodukte aus - quasi als Pendant zur Tiefkühlpizza (die es natürlich auch in vegan gibt!).

Doch Fleischimitate sind nun einmal Fertigprodukte. Um sie wie Fleisch oder Wurst aussehen und schmecken zu lassen, fügen die Hersteller eine ganze Reihe an Aromastoffen, Geschmacksverstärkern und andere Zusatzstoffe hinzu. Oft ist auch nicht ganz klar, wie ökologisch die Produktion der pflanzlichen Wurstalternativen wirklich ist. Ob man als Veganer wirklich imitierten Fleischgeschmack braucht, sollte jeder für sich entscheiden.

Wirklich ungesund sind die Ersatzprodukte sicher nicht, doch man sollte sich bewusst sein, dass Lebensmittel immer mehr Zusatzstoffe enthalten, je weiter verarbeitet sie sind. Es ist eben nicht so leicht, aus ein wenig Tofu ein authentisches Gyros oder ein Holzfällersteak zu machen. Selbst im Bioladen erworbene Produkte enthalten Zusatzstoffe. Als Geschmacksverstärker wird oft Hefeextrakt verwendet und dahinter verbirgt sich auch nichts anderes als Glutamat. Und fast alle

Fleischimitate und Fertiggerichte kommen in einer Plastikverpackung daher. Wer aus ökologischen Gründen auf tierische Lebensmittel verzichtet sollte sich fragen, ob er oder sie wirklich das vegane Würstchen im Plastikbeutel braucht.

Wem die Zusatzstoffe nichts ausmachen, der kann natürlich gern das pflanzliche Steak oder die Tofuwurst verspeisen. Hin und wieder ist dagegen sicher nichts einzuwenden, solange die vegane Ernährung weiterhin auf den "High Five" basiert. Wer allerdings unter Allergien leidet, Diabetes oder Zöliakie hat, der sollte vom künstlichen Fleisch lieber die Finger lassen oder aber die Zutatenliste wirklich genau überprüfen.

Es geht allerdings auch anders. Tofu, Seitan und Tempeh gibt es im Supermarkt, Bioladen oder im Asiamarkt im Rohzustand zu kaufen. Seitan kann man auch ganz einfach selber machen. Oder man wird kreativ und entdeckt neue Möglichkeiten den Platz auf dem Teller zu füllen, an dem früher das Schnitzel lag. Linsenbraten , panierte Steckrüben oder ein Gemüseburger, die Möglichkeiten sind unendlich vielfältiger als die Fake-Fleisch-Auswahl im Supermarkt und das Ergebnis schmeckt besser und ist gesünder.

Übrigens gibt es auch veganen Käse in vielen verschiedenen Varianten zu kaufen. Diese werden meist aus pflanzlichen Ölen und Fetten hergestellt Doch genau wie beim pflanzlichen Fleisch kommen hier

Geschmacksverstärker, Aromen und Konservierungsstoffe zum Einsatz. Zum Glück kann man Käse auch mit ein paar einfachen Tricks in der Küche ersetzen. Zum Überbacken von Pasta oder Pizza eignen sich Hefeflocken. Schafskäse lässt sich durch naturbelassenen Tofu ersetzen. Veganen Pizzakäse kann man auch herstellen, indem man Sojasahne und Öl oder Margarine miteinander vermischt und aufkocht. Im Internet gibt es die vielfältigsten Rezepte für veganen Mozzarella, Frischkäse und sogar Parmesan. Hier kannst du deine Kreativität ausleben und ausprobieren, was dir am besten schmeckt.

Weniger reich an Zusatzstoffen sind Joghurts und Puddings auf Sojabasis, die in zahlreichen Geschmacksrichtungen angeboten werden und sich kaum von Kuhmilchprodukten unterscheiden. Natur-Sojajoghurt kann auch perfekt Creme Fraiche oder Saure Sahne ersetzen. Und wenn du für ein Rezept Quark brauchst, kannst du anstelle dessen pürierten Tofu verwenden.

Vegane Ernährung bedeutet aber auch sich davon zu verabschieden, alle tierischen Produkte ersetzen zu wollen. Natürlich möchte man viele althergebrachte Speisen auch weiterhin essen, damit ist schließlich auch eine emotionale Komponente verbunden. Doch es gibt auch viele Gerichte, die schon von jeher vegan waren. Salate und Suppen sind nur eine von vielen Möglichkeiten. Auch in der internationalen Küche wirst du viele vegane Rezepte finden. Stöbere durch das Internet oder in veganen Kochbüchern und finde heraus, was du lecker findest.

Der vegane Einkauf

Du hast beschlossen vegan zu leben und willst nun einkaufen gehen. Doch in einem normalen Supermarkt ist es oft schwierig, vegane Produkte zu finden. Auch ein Blick auf die Zutatenliste verrät nicht immer sofort, ob Rohstoffe tierischen Ursprungs enthalten sind oder nicht.

Grundsätzlich ist es am besten, auch für deine Gesundheit, möglichst unverarbeitete Produkte einzukaufen. Je mehr ein Lebensmittel bearbeitet wurde, desto mehr Zusatzstoffe müssen enthalten sein um Geschmack, Form oder Haltbarkeit zu gewährleisten. Da es noch keine klare Regelung für die Kennzeichnung von Inhaltsstoffen tierischen Ursprungs gibt, musst du hier genau aufpassen. Oft verbergen sie sich hinter den sogenannten E-Nummern, mit denen Lebensmittelzusatzstoffe angegeben werden. Zum Beispiel kennzeichnet die Nummer E120 mit Echtem Karmin gefärbte Lebensmittel und E901 steht für Bienenwachs, das oft als Trennmittel eingesetzt wird. Im

Internet findest du praktische Listen mit allen nicht-veganen Zusatzstoffen zum Ausdrucken. So kannst du beim Einkaufen gleich kontrollieren ob ein Produkt deinen Ansprüchen entspricht.

In konventionellen Brühwürfeln, Tiefkühlgerichten oder Tütensuppen befindet sich oft Rindertalg, Hühnerfett oder Schweineschmalz. Verzichte am besten auf solche Produkte oder kaufe sie im Bioladen.

Brot und Brötchen gelten allgemein als vegan, doch manche Bäckereien benutzen Milchpulver, Eier, Schweineschmalz oder Butter. Schweinefett verleiht zum Beispiel Brezeln oder Laugenstangen ihren Glanz. Du kannst bei deinem Bäcker nachfragen, ob tierische Produkte verwendet wurden, jedoch liegt meistens auch eine Liste mit verwendeten Zusatzstoffen zur Einsicht aus.

Auch Gelatine findet sich in vielen Produkten und ist nicht immer gekennzeichnet. So wird es zum Beispiel als Trägerstoff für Vitamine, Aromen oder Farbstoffe verwendet.

Säfte, Softdrinks, Weine und andere alkoholische Getränke sind nicht immer vegan, sondern mit verschiedenen Stoffen geklärt, die tierischen Ursprungs sein können. Dazu gehört Casein (Milchprotein), Tierkohle, Albumin (aus Eiern oder Milch), Fischblasen oder Gelatine. Im Bioladen findet man am wahrscheinlichsten vegane Getränke, während man im

Supermarkt eher selten fündig wird. Bei Säften ist man auf der sicheren Seite, wenn man ungeklärte, also naturtrübe Sorten kauft, die meistens auch einen höheren Gesundheitswert haben.

Einfacher wird der Einkauf, wenn du auf verarbeitete Produkte verzichtest und Grundnahrungsmittel kaufst. So weißt du genau, was du isst. Auch im Bioladen wird es dir wesentlich leichter fallen, vegane Lebensmittel zu finden.

Vegan backen

Vegane Kuchen, Kekse und Torten zu backen erscheint zu Beginn schwierig, wenn man gerade erst beschlossen hat, vegan leben zu wollen. Schließlich braucht man Eier, Milch und Butter für einen ordentlichen Kuchen - oder?

Am einfachsten lässt sich Milch ersetzen. Es gibt zahlreiche pflanzliche Milchalternativen mittlerweile auch im Supermarkt zu kaufen, die sich auch zum Backen eignen. Du hast die Wahl aus Soja-, Mandel-, Hafer-, Dinkel-, Reis- oder Haselnussmilch. Manche Milcharten gibt es auch in verschiedenen Geschmacksrichtungen oder mit Vitaminen oder Calcium angereichert, aus konventionellem oder ökologischem Anbau. Besonders mit Vitamin B12 versetzte Produkte sind für Veganer interessant. Auch pflanzliche Sahnealternativen aus Hafer oder Soja gibt es zu kaufen.

Schwieriger wird es, Eier zu ersetzen. Es gibt zwar einige Rezepte, die ohne Eier auskommen (zum Beispiel Mürbeteig oder Hefeteig), doch manchmal muss eben doch ein Ersatz her. Im Reformhaus gibt es spezielle Ei-Ersatz-Pulver, doch man kann auch Pfeilwurzelmehl, Sojamehl, Fruchtpürees oder Leinsamen verwenden. Wenn man die gelbe Farbe des Eigelbs im Kuchen imitieren will, ist pürierter Hokkaido-Kürbis eine gute

Alternative. Auch Seidentofu kannst du anstelle von Eiern im Kuchenteig verwenden, mit diesem Produkt sind sogar vegane Käsetorten möglich!

Butter ersetzt man am besten durch vegane Margarine, aber auch Erdnussmus oder Mandelbutter sind eine leckere Alternative.

Wenn du auf Haushaltszucker verzichten möchtest, gibt es mittlerweile auch dafür eine Menge gesünderer Alternativen. Agavendicksaft, Ahornsirup, Zuckerrübensirup, naturbelassener Rohrzucker oder Kokosblütenzucker sind nur einige Produkte.

Vegane Ernährung und Sport

Zu einer gesunden Lebensweise gehört nicht nur eine ausgewogene Ernährung, sondern auch regelmäßige Bewegung. Wer Sport treibt braucht genug Energie, um seine Leistungsfähigkeit zu erhalten. Dies gilt nicht nur für Hobbysportler sondern insbesondere auch für Profis.

Veganer sind keineswegs die dünnen, blassen und traurigen Gestalten, wie vorurteilsbehaftete Menschen glauben. Ganz im Gegenteil, eine vegane Ernährung ist mit Sport durchaus vereinbar. Viele Hochleistungssportler ernähren sich rein pflanzlich und bringen trotzdem hervorragende Leistungen in ihrer Disziplin - oder gerade deshalb?

Gerade für Sportler ist eine optimale Nährstoffversorgung von großer Bedeutung, das gilt gleichermaßen für Gemischtköstler, Vegetarier und Veganer. Für alle Ernährungsformen bedeutet das: Viel Gemüse und Obst, Vollkornprodukte, kaum tierische Lebensmittel und viel Wasser.

Bei kurzem aber intensivem Training nutzt der Körper vor allem Kohlenhydrate als Treibstoff, während bei längeren Einheiten die Energie primär aus Fett oder Fettsäuren gewonnen wird. Das bedeutet jedoch nicht, dass man als Sportler besonders viel Fett zu sich nehmen sollte. Das Gegenteil ist der Fall: Eine kohlenhydratreiche Ernährung mit einem hohen Anteil ungesättigter Fettsäuren ist sowohl für Ausdauer- als auch Kraftsportler optimal geeignet und auch für Veganer leicht umsetzbar. Auch wenn Proteine scheinbar sehr wichtig in der Ernährung von Sportlern scheinen, sind es doch vor allem die komplexen Kohlenhydrate, die als Energielieferanten dienen. Eiweiß hilft eher beim Muskelaufbau.

Durch Kohlenhydrate sollten etwa 60 % des täglichen Energiebedarfs gedeckt werden, da sie eine wichtige Rolle im Energiestoffwechsel der Muskeln spielen. Dazu sind Vollkornprodukte, Reis, Kartoffeln und Gemüse bestens geeignet, also Lebensmittel, die vor allem langkettige Kohlenhydrate enthalten. Als kleinen Snack zwischendurch kannst du zum Beispiel Trockenfrüchte essen und so deinen Blutzuckerspiegel stabil halten. Während oder nach dem Training liefern eine Banane, getrocknete Datteln oder eine Fruchtsaftschorle rasch verfügbare Energie.

Eiweiß und Fette spielen in der Sportlerernährung eine untergeordnete Rolle, bei zu viel Fett, riskierst du sogar einen Leistungsabfall. Wenn du normalen Freizeitsport betreibst, musst du nicht mehr Proteine als sonst zu dir nehmen. Anders ist es, wenn du für ein bestimmtes Ziel trainierst (zum Beispiel einen Halbmarathon) oder Leistungssport betreibst. In dem Fall sollten Ausdauersportler zwischen 1,2 und 1,4 g Eiweiß pro

Kilogramm Körpergewicht zu sich nehmen, Kraftsportler benötigen sogar 1,8 g. Auch das ist für vegan lebende Sportler kein Problem, sie decken ihren Eiweißbedarf mit Kartoffeln, Hülsenfrüchten, Getreide und Pseudogetreide (z.B. Amaranth oder Quinoa), sowie mit Sojaprodukten. Wenn du mehr Eiweiß zu dir nimmst als dein Körper eigentlich benötigt, regt das die Nierentätigkeit an und du riskierst zu viel Wasser zu verlieren.

Allgemein gilt, dass du bei moderatem Sport nicht viel mehr essen musst also sonst. Du verbrauchst nämlich weniger als du denkst. Außerdem wird dein Körper sich automatisch an die neue Belastung anpassen und mehr Nahrung fordern. Bedingung dafür ist natürlich, dass du die Intensität des Trainings langsam steigerst, damit dein Körper sich daran gewöhnen kann.

Leistungssport führt oft aufgrund der erhöhten Sauerstoffzufuhr zu einer erhöhten Freisetzung freier Radikale im Körper. Darum wird eine erhöhte Zufuhr antioxidativer Substanzen empfohlen, wie sie vor allem in Obst und Gemüse enthalten sind.

Wer Sport treibt, schwitzt. Damit schützt sich der Körper vor Überhitzung, doch du verlierst Wasser und Mineralstoffe wie Kalium und in geringem Maße auch Magnesium. Diese Verluste müssen über die Nahrung ausgeglichen werden. Das beste Getränk, nicht nur für Sportler, ist stilles Wasser. Doch auch ungesüßte Kräutertees oder verdünnte Fruchtsäfte eignen sich prima, um die Flüssigkeitsspeicher wieder aufzufüllen. Achte darauf, dass du am Tag mindestens 2 Liter trinkst. Bei hoher körperlicher Belastung brauchst du auch entsprechend mehr Flüssigkeit. Um den Mineralstoffhaushalt im Gleichgewicht zu halten werden keine Nahrungsergänzungsmittel benötigt: Kalium befindet sich in fast allen Obst- und Gemüsearten, besonders viel ist in Bananen oder Kartoffeln enthalten. Magnesium dagegen findet sich in Vollkornprodukten und grünem Gemüse. Ein Smoothie ist eine gute Möglichkeit um dem Körper nach dem Training zurückzugeben, was während des Sports verlorengegangen ist. Er ist schnell zubereitet und sollte unmittelbar nach dem Sport getrunken werden, am besten noch vor dem Duschen. So kann sich der Körper schneller regenerieren. Eine gute Kombination sind zum Beispiel Banane, Spinat, Zitronensaft und Wasser. Im Internet findest du unendlich viele Rezepte oder du probierst einfach aus, was dir am besten schmeckt und dir gut tut.

Besonders wichtig für jugendliche Sportler ist auch die Eisenzufuhr. Eisen ist wichtig für den Sauerstoff im Blut und die Zellatmung. Gerade Leistungssportler neigen zu einer vermehrten Eisenausscheidung. Für Veganer eignen sich, wie bereits erwähnt, Vollkornprodukte, Pseudogetreide, grüne Gemüsearten, Nüsse und Samen als Eisenquellen. Eine gleichzeitige Aufnahme von Vitamin C hilft dem Körper, das pflanzliche Eisen besser zu verwerten.

Auch Zink ist ein wichtiger Nährstoff für Sportler und geht ebenfalls beim Schwitzen verloren. Ein Zinkmangel führt zu einer verminderten Leistungsfähigkeit, darum sollten Sportler auch darauf achten, genug zinkreiche Lebensmittel zu sich zu nehmen. Veganer zählen hier am besten auf Weizenkeime, Haferflocken oder Linsen.

Für Sportler werden spezielle Energieregel, Eiweißdrinks und andere Nahrungsergänzungsmittel angeboten, die eine Steigerung der Leistung versprechen. Wer sich jedoch ausgewogen ernährt, benötigt solche Produkte nicht. Dies gilt auch für vegane Sportler. Oft sind solche Proteinshakes auch nicht vegan, sondern enthalten Molkeneiweiß. Manche Menschen vertragen sie einfach nicht und dazu sind sie auch relativ teuer. Wer lange Strecken läuft (mehr als 75 min) muss keinen Energieriegel oder ein spezielles Läufergel mitnehmen. Ein guter Snack für unterwegs sind getrocknete Datteln oder andere Trockenfrüchte, die dem Körper schnell verwertbare Energie zur Verfügung stellen. Als isotonisches Getränk sind Tees mit etwas Agavendicksaft oder Kokosblütenzucker bestens geeignet. Auch Kokoswasser wird als Sportgetränk immer beliebter. Es enthält Kalium, Magnesium, Natrium und Calcium und kann durchaus mit herkömmlichen Sportgetränken mithalten. Allerdings ist es nicht ganz billig und hat bereits eine lange Strecke mit dem Flugzeug zurückgelegt, besitzt also keine besonders gute Ökobilanz.

Wer darauf Wert legt, kann übrigens sogar vegane Sportschuhe kaufen. Auch bekannte Marken wie Asics oder New Balance bieten Schuhe an, die ohne Verwendung tierischer Materialien angeboten wurde. Wenn dir Nachhaltigkeit und faire Arbeitsbedingungen wichtig sind, wirst du vielleicht bei der Firma Brooks fündig. Im Internet bieten zahlreiche Onlineshops ebenfalls vegane Schuhe an - und das nicht nur für Sportler.

Du siehst also, vegane Ernährung und Sport, auch Hochleistungssport, schließen sich gegenseitig nicht aus. Du musst zwar noch ein wenig genauer als gewohnt darauf achten, welche Nährstoffe du brauchst und welche Lebensmittel du zu dir nehmen solltest, doch eine ausgewogene Ernährung wird dir genug Energie verleihen, um aktiv zu werden. Denn nicht nur gesundes Essen hält dich gesund und fit, regelmäßige Bewegung ist mindestens genauso wichtig.

Vegane Kosmetik und Reinigungsmittel

Wer sich vegan ernährt, möchte meistens auch auf tierische Bestandteile in Kosmetika, Reinigungsmitteln und anderen Produkten des täglichen Bedarfs verzichten. Doch das ist oft gar nicht so einfach, da aus der Zutatenliste eines Duschgels meistens nicht ersichtlich wird, ob die einzelnen Bestandteile pflanzlichen oder tierischen Ursprungs sind. Häufig verwendet werden Fettsäuren, die aus Zellgewebe gewonnen werden, zum Beispiel Stearinsäure (Stearic Acid), die aus Schweinemägen hergestellt wird. Auch Cysteine und Linolsäure (Lineatic Acid) sind meist tierischen Ursprungs. Hinter der Angabe Amniotic Fluid verbirgt sich eine aus dem Uterus eines weiblichen Tieres gewonnene Substanz, die sich oft in Cremes und Lotionen befindet.

Auch an Tieren getestete Kosmetik kommt für viele Vegetarier und Veganer nicht in Frage.

Zum Glück gibt es verschiedene Siegel an denen der Konsument leicht tierfreundliche Produkte erkennen können, ohne sich durch komplizierte Zusammensetzungslisten lesen zu müssen. Am bekanntesten ist die Veganblume, die von der Vegan Society England vergeben wird. Jährlich wird außerdem überprüft, ob die gekennzeichneten Produkte auch weiterhin die Bedingungen erfüllen. Man findet die Veganblume nicht nur auf Kosmetik sondern auch auf Putzmitteln und Lebensmitteln. Wer ein solches Produkt kauft kann sich sicher sein, dass keine tierischen Bestandteile darin enthalten sind und dass keinerlei Tierversuche durchgeführt wurden, um dieses Produkt zu testen.

Tierversuchsfreie Kosmetik erkennt man außerdem am "Hasen mit der schützenden Hand", einem Siegel dass vom Internationalen Herstellerverband gegen Tierversuche in der Kosmetik (IHTK) verliehen wird und den Regeln des Deutschen Tierschutzbundes folgt. Auch der "Springende Hase" kennzeichnet tierversuchsfreie Kosmetikprodukte und wird europaweit vergeben. Die letzteren beiden Siegel garantieren allerdings nicht für ein veganes Produkt.

Seit dem 11. März 2013 gilt in der EU ein Verbot von Kosmetika, die nach diesem Datum an Tieren getestet wurden. Doch dies gilt nur für die kosmetischen Inhaltsstoffe. Auch wenn ein Produkt vom Hersteller als tierversuchsfrei deklariert wurde heißt das nicht, dass das betreffende Unternehmen oder seine Zulieferer nicht anderweitig Tierversuche durchführt oder durchführen lässt.

Naturkosmetik ist nicht automatisch vegan. Sie wird aus pflanzlichen Stoffen und Produkten lebender Tiere

(Honig, Bienenwachs, Milch) hergestellt, wodurch sie zumindest vegetarisch ist. Es dürfen keine Stoffe verwendet werden für deren Gewinnung ein Wirbeltier getötet werden muss (tierische Fette, Frischzellen, Collagen). Die Verwendung von wirbellosen Tieren ist nicht verboten. Karminrot, ein Farbstoff der aus Läusen hergestellt wird, ist daher auch in naturkosmetischen Produkten, wie z.B. Lippenstiften zugelassen. Für die Endprodukte dürfen keine Tierversuche durchgeführt werden, doch wie die einzelnen Inhaltsstoffe getestet werden, ist für die Zertifizierung irrelevant.

Vegane Kosmetik wurde ohne die Verwendung tierischer Rohstoffe hergestellt, ist aber nicht zwangsläufig tierversuchsfrei. Auch achtet nicht jede Firma die vegane Kosmetik produziert auf Umweltschutz, Nachhaltigkeit und Transparenz.

Die Tierschutzorganisation PETA bietet im Internet eine Datenbank mit allen Unternehmen, die Kosmetik herstellen und PETA schriftlich versichert haben, dass sie keine Tierversuche durchführen, in Auftrag geben oder dafür bezahlen. Weiterhin wird angegeben, ob das entsprechende Unternehmen auch vegane Kosmetik anbietet. Auch auf der Homepage des Vegetarierbundes Deutschland e.V. findet man eine umfangreiche Liste mit Bezugsquellen für vegane Kosmetik in Deutschland.

Allerdings ist vegane oder Naturkosmetik nicht automatisch gesund. Viele Produkte enthalten hormonell wirksame Stoffe oder Allergene. Hier musst du selbst herausfinden, welche Kosmetikprodukte du am besten verträgst. Um hormonell wirksame Inhaltsstoffe ausfindig zu machen, kann dir eine kostenlose Smartphone-Anwendung des BUND behilflich sein.

Auch Medikamente und Nahrungsergänzungsmittel enthalten manchmal tierische Inhaltsstoffe, zum Beispiel Gelatine oder Laktose. Lass dich am besten von deinem Arzt oder Apotheker beraten, wenn du dir unsicher bist.

Rezepte

Rohkost-Salat mit Rucola

Zutaten:

500 gr. Karotten

1 Apfel

50 – 70 gr. gehackte Mandeln

½ Bund Rucola

3 EL Öl

3 EL Essig

Kräutersalz und Pfeffer

Zubereitung:

Karotten und Apfel raspeln. Rucola in mundgerechte Stücke schneiden und mit den Mandeln unter die Karotten-Apfel-Mischung geben. Öl, Essig, Kräutersalz und Pfeffer verrühren und hinzugeben.

Mediterranes Ofengemüse

Zutaten:

1 Zucchini

1 Aubergine

1 Paprika

10 Cherrytomaten

Marinade:

3 EL Öl

2 EL Balsamico Essig

2 EL Tomatenmark

½ TL Salz

Pfeffer nach Bedarf

2 TL Kräuter nach Bedarf

Zubereitung:

Zucchini und Aubergine halbieren und in 4 mm dicke Scheiben schneiden. Paprika würfeln. Tomaten halbieren.

Marinade: Alle Zutaten der Marinade verrühren und über das Gemüse geben, vermischen.

Das marinierte Gemüse in eine Auflaufform geben und bei 200 Grad (Ober-/Unterhitze) 20 Minuten backen.

Rote-Linsen-Kokos-Suppe

Zutaten:

1 Zwiebel

1 rote Paprika

1 -2 Karotten

1 Stück Ingwer

3 EL Öl

3 TL Curry

200 gr. rote Linsen

500 ml Gemüsebrühe

1 Dose Kokosmilch

Salz, Pfeffer

Zubereitung:

Zwiebel würfeln und im Öl anbraten, Ingwer hinzufügen.
Curry kurz mit anbraten. Paprika und Karotten gewürfelt
oder in Streifen hinzufügen und kurz mit anbraten. Alles
mit Gemüsebrühe ablöschen. Kokosmilch hinzufügen. 15
Minuten bei mittlerer Hitze kochen lassen. Linsen
hinzufügen und noch mal 10-15 Minuten kochen, bis die
Linsen weich sind.

Die Suppe kann bei Bedarf püriert werden. Mit Salz und Pfeffer abschmecken.

Süßkartoffel-Curry

Zutaten:

2 Zwiebeln

1 Süßkartoffel

2 Kartoffeln

1 Kohlrabi

6 Pilze

1 EL Currypulver

250 ml. Gemüsebrühe

300 ml Kokosmilch

Zubereitung:

Zwiebeln gewürfelt andünsten. Curry hinzufügen und kurz mit anbraten. Kartoffeln und Kohlrabi in Würfeln zugeben und mit Gemüsebrühe ablöschen. 15 Minuten bei mittlerer Hitze kochen lassen. Pilze anschließend geviertelt dazugeben. Kokosmilch hinzufügen, kurz aufkochen lassen und mit Salz, Pfeffer, Chili abschmecken.

Mandelmilch

Zutaten:

100 gr. Mandeln

500-550 ml Wasser

Zubereitung:

Mandeln 5 Std. einweichen, danach gut abspülen. Wasser hinzufügen und 2 Minuten pürieren. Anschließend durch ein Leinentuch drücken.

Schlusswort

Vielen Dank für den Erwerb dieses Buches! Ich hoffe die Inhalte konnten dir helfen, einen Einblick in die vegane Lebensweise zu gewinnen. Wie du nun weißt, kann sich jeder vegan ernähren ohne einen gesundheitlichen Nachteil davonzutragen. Im Gegenteil, wenn du dich mit deiner Ernährung auseinandersetzt und darauf achtest, dich ausgewogen zu ernähren, kann deine Gesundheit von einer veganen Ernährung profitieren. Du kannst sportlich aktiv werden oder sogar Leistungssport betreiben, selbst wenn du dich ausschließlich pflanzlich ernährst.

Wenn du nun interessiert bist, dann lass dich nicht von den Kommentaren aus deiner Umgebung verunsichern, sondern probiere einfach aus, ob eine vegane Ernährung etwas für dich ist.

Letztendlich hat aber jede Ernährungsform ihre Daseinsberechtigung und sollte respektiert werden. Jeder Mensch sollte für sich selbst entscheiden, was er essen möchte und was nicht. Eine vegane Ernährung kann entscheidende gesundheitliche Vorteile mit sich bringen, aber auch Schaden anrichten, wenn sie nicht gut geplant ist. Wenn du schwanger bist, ein Baby stillst oder gleich deine ganze Familie vegan ernähren möchtest, dann sollte eine solch entscheidende

Ernährungsumstellung gut überlegt sein. Falls du dich unsicher fühlen solltest, dann suche nach weiteren seriösen Informationen oder sprich mit einem Arzt über deine Pläne.

Egal, ob du nun komplett auf tierische Produkte verzichten möchtest oder einfach nur mal reinschnuppern willst - viel Spaß dabei. Die vegane Küche wird dir ganz neue kulinarische Welten eröffnen. Guten Appetit!

Urheberrechte

Die Inhalte dieses Werkes unterliegen dem deutschen Urheberrecht. Die Vervielfältigung, Bearbeitung, Verbreitung und jede Art der Verwertung außerhalb der Grenzen des Urheberrechtes bedürfen der schriftlichen Zustimmung des jeweiligen Autors bzw. Erstellers. Downloads und Kopien dieser Seite sind nur für den privaten, nicht kommerziellen Gebrauch gestattet.

Copyright © 2015 Mira Brand

Alle Rechte vorbehalten

Impressum einsehbar auf :

www.mira-brand.de

Email Newsletter

Anmeldung per Email um über Neuerscheinungen und News informiert zu werden, bitte eine Email an newsletter@mira-brand.de senden.

Gratis Ebook zum schmökern

Hier ist der Link zu einem meiner Ebooks, dass nach eintragen in meiner Emailliste gratis heruntergeladen werden kann.

http://miraebook.buch-autoren.de/

www.ingramcontent.com/pod-product-compliance
Lightning Source LLC
Chambersburg PA
CBHW070809290526
45795CB00002B/671